EVIAN-LES-BAINS

PAR

CHARLES CAMPARDON

Docteur en Médecine de la Faculté de Paris,
Ancien Interne de Saint-Lazare,
Ex Médecin de l'hôpital temporaire des Magasins réunis,
Membre de la Société de Médecine pratique,
de la Société médicale du Xe arrondissement, etc.,
Chevalier de la Légion d'honneur,
Officier d'Académie.

Notice lue à la Société de Médecine pratique.

PARIS

ADRIEN DELAHAYE ET E. LECROSNIER, ÉDITEURS.

PLACE DE L'ÉCOLE-DE-MÉDECINE.

1880

(Extrait de *la France médicale*, nos 87 et suivants. 1880).

EVIAN-LES-BAINS

Evian est une petite ville de 2,450 habitants, située sur la rive méridionale ou française du lac de Genève, défendue des ardeurs du soleil et des vents du midi par la chaine des Alpes savoisiennes, sur les contreforts de laquelle elle s'étage jusque sur les bords du lac ; le climat est tempéré, le vent du nord qui y souffle presque constamment rend l'atmosphère pure et salubre ; les collines environnantes sont boisées, les prairies sont bien arrosées, le pays est riant et fertile.

L'altitude de cette station est de 375 mètres, sa température est de $+ 22^{o}$ à $+ 25^{o}$; la température de la rive suisse est toujours plus élevée de 3 à 4° au moins.

Tous les voyageurs qui ont habité, ne fût-ce que pendant quelques jours, la ville d'Evian, ont pu se rendre compte, en revenant d'une excursion à Lausanne, de l'autre côté du lac, de la différence de température qui existe entre ces deux rives ; tandis que sur la côte suisse, la chaleur est étouffante ; sur la côte française, au contraire, elle est très supportable et n'a, sur le système nerveux, aucun des effets irritants trop souvent produits par les températures élevées et sèches.

A peine arrivé à Evian, on sent que l'air pur et léger vous pénètre, tout l'organisme subit une détente favorable au traitement que l'on vient suivre, et au bout de quelques jours, le calme s'empare de vous, l'appétit renaît, le sommeil revient, et l'on peut dire qu'à Evian, non seulement on fait de l'hydrothérapie mais encore de l'aérothérapie.

L'influence favorable du climat de ce pays n'est plus à prouver ; il m'a été donné de constater que de nombreuses familles, dont les membres n'ont aucun besoin des eaux, viennent chaque année, s'y remettre des fatigues causées pendant la saison d'hiver par le travail ou le plaisir. Ce climat, éminemment sédatif, convient parfaite-

ment aux chlorotiques, atteintes d'éréthisme nerveux ; les polysar-
ciques, ou ceux ayant tendance à le devenir, les malades dont la
respiration est difficile ou même pénible, les cardiaques, les malades,
atteints, l'hiver, de bronchite catarrhale avec emphysème, verront
leur gène et leur oppression diminuer dans cette atmosphère légère.

La saison commence le 15 mai et finit avec les derniers jours de
septembre.

Les eaux viennent sourdre su   penchant des collines qui, en
s'abaissant graduellement vers le *la*   ont vu se grouper les maisons
de la ville et les hôtels destinés aux baigneurs. L'administration a
capté les trois principales sources et les a conduites dans une buvette
située au fond de l'établissement ; à droite et à gauche de la cour,
sont les bâtiments destinés aux bains et aux douches. Cette organi-
sation ne laisse rien à désirer pour les baigneurs, nous y reviendrons
un peu plus loin.

Propriétés physiques et chimiques des Eaux. — L'eau que fournis-
sent les trois sources est inodore, incolore, et n'offre pas de saveur
particulière ; sa température oscille entre $+ 11^o,5$ et $+ 12^o$, son vo-
lume est toujours le même par les plus grandes sécheresses comme
par les temps les plus humides : elle est limpide, fraîche, légère et
très agréable au goût ; son contact est tellement onctueux qu'il as-
souplit la peau et lui donne une fraîcheur et une douceur qui sont
bien vite remarquées des malades.

L'eau fournie par ces trois sources a été l'objet de nombreuses
analyses : nous ne donnerons en détails que celle qui a été faite
en 1870 par M. Brun, chimiste à Genève.   .

La première analyse fut faite en 1807 par Tingry et recommencée
en 1825 par Peschier, de Genève. Barruel, de Paris, en fit une troisième en 1824 ; en 1851, l'Ecole des Mines de Paris procéda à un
nouvel essai, sur la demande du Dr Dupraz ; en 1850, M. Cahours
donna le résultat de ses travaux sur l'Eau d'Evian ; en 1865, la
source Guillot fut l'objet d'une analyse spéciale et complète, faite
par Pyrame Morin, à Genève : ce travail est très intéressant et l'on
y trouve une comparaison très bien faite, entre l'eau des source,
Cachat, Bonnevie et Guillot qui confirme les différentes applications
cliniques de ces trois sources. Enfin, M. Brun, chimiste à Genèves
en fit une dernière analyse en 1870 : nous en donnons le tableau :

Analyse comparative des diverses sources faite en 1870,
par M. Brun, chimiste à Genève.

(1ᵉʳ Groupe.)

NOM DES SUBSTANCES par litre.	PREMIER GROUPE. source Bonnevie.		source Montpasson.	
	En volume.	En poids.	En volume.	En poids.
Gaz oxygène............... ⁰/ᵐ c.	6,6	0,00946	6,4	0,00917
Gaz azote................	19,6	0,02456	19,2	0,02409
Acide carbonique libre.....		0,03672		0,06569
Bicarbonate de potasse.....		0,00372		0,00316
— de soude......		0,0134		0,00866
— d'ammoniaque.		0,00024		0,00021
— de protoxyde de fer..........		0,0028		0,00208
— de chaux......		0,27878		0,26897
— de magnésie...		0,12279		0,10582
Chlorure de sodium........		0,00244		0,00164
Acétate de chaux...........		0,00386		0,00661
Sulfate de magnésie........		0,00283		0,00646
Alumine..................		0,0036		0,00349
Silice....................		0,01312		0,01037
Phosphate de soude........		Traces		0,00093
Glairine.................		0,0152		0,0196
		grammes 0,53352		grammes 0,53695
Résidu à 110° cent..		grammes 0,3097		grammes 0,3049

(2ᵉ Groupe.)

NOM DES SUBSTANCES par litre.	NOUVELLES SOURCES. source Vignier.		source Cachat.	
	En volume.	En poids.	En volume.	En poids.
Gaz oxygène...............	5,2	0,00745	5,5	0,00788
Gaz azote................	15,51	0,01947	1,65	0,0201
Acide carbonique libre.....		0,04753		0,03538
Bicarbonate de potasse.....		0,0031		0,00388
— de soude......		0,00968		0,01401
— d'ammoniaque.		0,00026		0,00026
— de protoxyde de fer..........		0,0044		0,00282
— de chaux......		0,2518		0,27797
— de magnésie...		0,1127		0,1064

Chlorure de sodium.........	0,00131	0,00104
Acétate de chaux...........	0,00668	0,00577
Sulfate de magnésie........	0,00805	0,0081
Alumine..................	0,0048	0,002
Silice	0,0097	0,01002
Phosphate de soude........	Traces	0,0006
Glairine	0,0186	0,0146
Totaux.............	grammes 0,50553	grammes 0,51083
Résidu à 110º cent..	grammes 0,2972	grammes 0,303

Analyse des Eaux d'Evian (Source Guillot),
par Pyrame Morin, de Genève.

Le poids des sels est calculé sans eau.

1º Gaz qui s'échappent à la source sur 1000 parties.

Acide carbonique.............	77
Azote......................	769
Oxygène	154

2º Substances dissoutes dans 1000 grammmes.

GAZ MÊLÉS OU EN SUSPENSION.

Oxygène........ cent. cube	1,2		0,0090
Azote..........	5,7		
Acide carbonique	0,6	0,0012	

GAZ DISSOUS.

Oxygène........	4,65		0,0292
Azote..........	17,81		
Acide carbonique	12,17	0,0241	

SELS, ETC.

Bicarbonate de magnésie.........	0,2439
— de chaux.............	0,1256
— de soude	0,0194
— de potasse..........	0,0062
— de protoxyde de fer...	0,0033
— d'ammoniaque........	0,0006
Oxyde de manganèse............	traces
Combinaison de protoxyde de fer et de substance organique.........	traces
Sulfate de magnésie..............	0,0068
Nitrate de chaux.................	0,0100

Chlorure de sodium...................... 0,0037
Silice................................... 0,0080
Alumine.................................. 0,0027

SUBSTANCES ORGANIQUES.

Glairine............. 0,0350
Matière bitumineuse.............. quantité sensible.

Total................ 0,5287 grammes.

De l'étude de toutes ces analyses, il résulte que l'eau d'Evian est alcaline, qu'elle contient des bicarbonates de potasse, de soude, d'ammoniaque et de magnésie ; que l'eau des sources Bonnevie et Montmasson contient du phosphate de soude que l'on ne trouve pas dans la source Guillot et qui n'existe qu'en très petite quantité dans la source Cachat. La source Guillot contient du nitrate de chaux qui la rend diurétique et du bicarbonate de magnésie.

La présence, dans la source Guillot, des deux substances organiques, la glairine qui est azotée et la matière bitumineuse, doit lui donner une action spéciale qui mérite d'être étudiée et d'appeler l'attention des médecins.

Les gaz que ces eaux contiennent en dissolution, l'absence complète de sulfate de chaux, et la faible proportion d'autres combinaisons, difficilement solubles, font que, non seulement l'eau d'Evian est très légère à l'estomac, mais qu'elle est très digestive, même transportée.

Pour être complet, je dois dire que M. Lheureux, ingénieur chimiste à Thonon, fit dernièrement une analyse des grandes sources et qu'il reconnut leurs eaux analogues à celles des sources d'Evian.

L'eau des sources Montmasson et des nouvelles sources ainsi que le trop plein des sources Bonnevie et Guillot sert aux bains et aux douches. Les sources Bonnevie, Guillot et Cachat sont les trois seules qui aient été étudiées cliniquement.

Source Cachat. — Sa découverte est due au Marquis de Lessert qui, atteint de gravelle ancienne, but de l'eau d'une fontaine qui jaillisait sous le mur de clôture du jardin Cachat et à laquelle les habitants venaient puiser et boire. Délivré de ses douleurs, il en écrit au Dr Tissot qui en fit faire une première analyse par le chimiste Tilman qui reconnut un principe alcalin (Dupray. Essai sur les sources alcalines d'Evian).

Depuis, Tissot à Lausanne, Butigny à Genève, Petit à Lyon, la préconisèrent : ce fut en 1824 que l'établissement fut fondé, puis les sources captées et amenées au fond de la cour de l'établissement.

L'eau de Cachat provient de deux sources placées l'une près de l'autre sur la même ligne dans le jardin de l'hôtel des bains; on réunit leurs produits dans un petit réservoir en pierre sur lequel est soudé le robinet de la buvette. Le débit de la source Cachat est de 6 litres par minutes, soit 8,640 litres par 24 heures.

Source Bonnevie. — Elle vient sourdre à 400 mètres de la source Cachat sur la même ligne de l'Est à l'Ouest, à la même hauteur, sur le versant de la même colline et du même système de terrain, elle fournit 20 litres par minute soit 28,800 litres par 24 heures.

C'est le Dr Dupraz qui, le premier, s'est servi thérapeutiquement des eaux de cette source. Il cite, dans son ouvrage, dans lequel, d'ailleurs, j'ai largement puisé, les succès qu'il obtint en expérimentant cette eau.

Source Montmasson. — Au nombre de deux, elles naissent à quelque distance de la source Bonnevie dans le jardin même de ce nom et déversent leurs eaux dans le réservoir qui leur est propre. Leur débit est de 100 litres par minute soit 144,000 litres par jour.

Les nouvelles sources, voisines des sources Cachat donnent un débit de 30 litres par minute soit 43,200 litres par jour.

Source Guillot. — Elle vient sourdre dans le jardin contigu au jardin du chalet des Alpes entre les sources Cachat et les sources Montmasson et Bonnevie, à peu près sur la même ligne. Elle donne un débit de 55 litres par minute, soit 79,200 litres par 24 heures.

Une autre source, la source Corporau jaillit du mur qui soutient les bâtiments de Bonnevie, au-dessus du lavoir du Miaz : quelques pas avant d'arriver à cette source, on voit suinter du mur un mince filet d'eau qui n'est, dit-on, que le résultat d'une infiltration de la source précédente. Quoi qu'il en soit, c'est là qu'à l'exemple des gens du pays, les baigneurs atteints de blépharite scrofuleuse, de sous-conjonctivité, de gonflements des paupières, ou qui ont la vue fatiguée par les travaux de cabinet, viennent chercher la guérison de ces affections.

Nous devons ajouter que ce que l'on désigne sous le nom de grandes sources, alimente le lavoir de la Touvière, les bains du Casino et les fontaines de la ville. Ce sont les sources Cachat, Bonnevie et

Guillot qui ont fait l'objet des études des nombreux observateurs qui ont attaché leurs noms à Evian.

Je dois remercier ici MM. Macquaide père et fils, directeurs des bains pour la complaisance qu'ils ont mise à me fournir les renseignements qui m'étaient nécessaires sur le captage et le rendement des sources.

Les travaux des Drs Andrier, Humbert, Million, inspecteur des eaux, des Drs Dupraz, Rieux, Vergeon, de Beaurepaire, Barbier, en faisant connaître le résultat de leurs observations cliniques, ont mis hors de doute, les propriétés des eaux d'Evian.

A 2 kilomètres d'Evian, sur la route de Thonon, se trouve Amphion qui présente des sources alcalines renfermant de la chaux et une source ferrugineuse acidule. Par les temps humides ou lorsque l'atmosphère est chargée d'électricité, la source ferrugineuse a un goût légèrement sulfureux, ce qui la rend d'une digestion difficile et parfois pénible.

A 1 kilomètre d'Evian, au milieu même de la route qui conduit à la Meillerie, au bord du lac, on trouve une source ferrugineuse, inodore, incolore, dont le goût styptique annonce bien la composition. La teinture de noix de Galles donne un précipité opalin avec tendance au violet. Cette source, appelée source de Petite-Rive, est d'une facile digestion et d'un grand secours pour les malades, qui, tout en prenant l'eau alcaline, ont besoin d'une eau ferrugineuse et ne peuvent digérer l'eau d'Amphion.

Mode d'Administration. — Ces eaux s'administrent en boissons, en douches et en lotions.

Boissons. — L'eau se prend le matin à jeun et dans l'après-midi par verrées de 120 à 150 et même 200 grammes. Après avoir bu, il est utile de marcher de façon à en faciliter la digestion : un intervalle d'un quart d'heure au moins est nécessaire entre chaque verre.

Dans les affections du tube digestif, la quantité d'eau ingérée doit être moindre que dans la gravelle, par exemple; mais, sans s'occuper en particulier, de chaque affection qui nécessite l'emploi des eaux, on doit poser en thèse générale, qu'il ne faut pas débuter par de grandes quantités. Il faut laisser à l'estomac le temps de s'habituer peu à peu au nouveau médicament qu'on lui présente, et, au bout de peu de jours, en allant rendre compte au médecin de l'effet déjà produit par le traitement, le mettre à même de vous prescrire, en connaissance de cause, la marche qu'il sera utile de suivre pour la fin de la saison. Bien souvent, pendant nos différents séjours à Evian, nous avons rencontré des malades, qui, après avoir consulté le médecin à leur arrivée, ne retournaient plus le voir que le jour de leur départ, et. pendant leur séjour, augmentaient ou diminuaient sans ordre et sans raison le nombre de verres prescrit au début.

D'autres, s'appuyant sur ce raisonnement que l'eau minérale d'Evian ne contient rien et n'est que de l'eau claire, ne se donnent même pas la peine d'aller consulter un médecin, et, boivent au gré de leur caprice des doses, quelquefois considérables, qu'ils se vantent d'absorber impunément.

Je dois dire que la plupart de ces hardis buveurs ont toujours payé d'accidents, souvent graves, ces sortes d'imprudences.

Le nombre de verres d'eau bus chaque jour devra être augmenté progressivement jusqu'au milieu du traitement : à partir de ce moment, on devra aller en décroissant jusqu'au jour du départ.

La quantité d'eau à ingérer chaque jour dépendra de l'âge du sujet, de sa maladie, de sa constitution et des différents effets produits par les premières doses.

Une recommandation qui doit être faite aux buveurs, c'est de ne pas avaler leur verre d'un seul trait; nous avons entendu souven des jeunes femmes et des jeunes filles s'étonner de ce que ces eaux, que l'on disait légères et digestives, ne passaient pas bien, leur laissaient un sentiment de pesanteur dans la région de l'estomac et amenaient même de l'inappétence. Il nous a suffi de leur recommander de boire leur verre à petits coups et posément pour voir tous ces accidents disparaître et ces malades ressentir rapidement les bons effets d'une cure bien conduite.

Dans les affections de l'estomac, on se trouve très bien d'aller à la source boire un dernier verre d'eau au moment de se coucher. L'exercice et l'eau minérale hâtent et complètent la digestion, qui, sans cela, aurait pu être lente à se faire et troubler les premières heures de repos. Cette méthode était suivie autrefois par le Dr Dupraz qui n'avait eu qu'à s'en louer, et est maintenant adoptée par une grande partie des baigneurs, dont le tort, à mon avis, est de se faire apporter un verre d'eau dans leur chambre, et, par conséquent, de se priver de l'exercice, si utile pour l'achèvement de la digestion.

En observant ces précautions, en maniant prudemment cet agent médical, comme tout autre médicament, on arrivera, sans fatiguer le malade et sans accidents, à des doses vraiment thérapeutiques dont on n'aura qu'à se louer.

Bains. — Les bains doivent être pris, autant que possible, au début de la journée, afin de pouvoir, au sortir du bain, commencer à boire.

Ils doivent être d'une courte durée, une demi-heure ou trois quarts d'heure au plus, à la température de $+ 22^o$ à $+ 30^o$, bien que, cependant, tout doive être subordonné, pour la température et la durée, au tempérament des malades, à leur susceptibilité, à la nature et aux caractères de la maladie que l'on veut traiter.

Dans le bain, M. le Dr Million, inspecteur actuel, fait prendre un et même deux verres d'eau qui produisent une diurèse très abondante. De nombreux malades qui exécutaient cette prescription s'en louaient beaucoup, mais je dois ajouter que certains baigneurs ne peuvent digérer les verres d'eau, pris pendant le bain ; je citerai même l'exemple d'une dame qu'un demi-verre, d'eau pris en trois ou quatre fois pendant son bain, rendait souffrante, tandis que deux ou trois verres pris après le bain, ne causaient aucun trouble et étaient parfaitement digérés.

Les personnes prédisposées à la congestion cérébrale devront prendre certaines précautions en se mettant au bain. Elles devront d'abord laisser échapper du cabinet les vapeurs produites par l'eau chaude, puis, une fois dans le bain, se couvrir la tête avec des compresses trempées d'eau froide. (Andrier, Eaux minérales alcalines d'Evian.)

Les bains d'Evian, lorsque la température n'est pas trop élevée, amènent une détente générale rapide, calmant promptement les douleurs si aiguës de la cystite, de la néphrite et de l'entéralgie ; ils déterminent également, chez les personnes nerveuses et irritables, un sommeil réparateur dont ces malades sont privés quelquefois depuis longtemps, et c'est dans ces cas surtout que l'on voit le bien-être et les forces renaître, alors qu'une série de bains chauds ordinaires n'auraient déterminé que fatigue et accablement.

Les sels alcalins, contenus dans cette eau, en saponifiant les matières grasses répandues à la surface de l'épiderme, nettoyent la peau et la rendent, ainsi que nous l'avons déjà dit, onctueuse et douce. On s'explique facilement ainsi l'action promptement curative, sédative toujours, de ces bains dans les différents prurits, le prurit vulvaire surtout, dans l'intertrigo, les affections lichénoïdes et en général dans toutes les maladies de la peau qui sont modifiées par les alcalins.

Douches. — Les douches d'eau minérale sont puissantes, bien installées, et le doucheur est de l'école des doucheurs d'Aix ; c'est tout dire. Ces douches sont, dans la main du médecin, un instrument précieux pour l'amélioration et la guérison des maladies, mais elles demandent à être maniées avec précaution, et chacun de nous sait que l'effet sera bien différent suivant la température, la durée et la direction du jet. Je n'ai pas à entrer ici dans les détails que le médecin doit avoir toujours présents à la pensée ; ainsi, il est bien évident qu'une douche sera excitante, révulsive, stupéfiante ou sédative, suivant qu'on emploiera l'eau froide ou l'eau chaude, le jet percutant ou la pomme d'arrosoir.

La direction à donner au liquide sur telle ou telle partie du corps dépendra du résultat que l'on veut obtenir : ainsi, dans la gravelle ou la néphrite calculeuse, on douchera fortement les reins pour faire tomber la gravelle ou les petits calculs dans la vessie. S'il y a atonie et catarrhe de la vessie, engorgement chronique des organes contenus dans l'abdomen, les douches devront être dirigées sur les lombes, au-dessus du pubis, et souvent sur le périnée.

Les douches ascendantes seront d'une grande efficacité dans la constipation opiniâtre, dans certaines affections du rectum et du vagin : elles rappelleront les flux hémorrhoïdaux et utérins irréguliers. Elles m'ont rendu de très grands services dans les engorgements utérins et périutérins à l'époque de la ménopause, ainsi que dans les engorgements lymphatiques du bas-ventre.

Injections. — Les injections avec l'eau d'Evian sont d'une utilité incontestable dans le catarrhe vésical ; pratiquées avec une sonde à double courant, elles débarrassent la vessie des sécrétions morbides : mucus, pus, gravelle, ou débris de pierre après la lithotritie. Dans les leucorrhées, dans les catarrhes utérins et les maladies du rectum, ces injections sont toniques, si l'eau est à sa température normale ; elles sont sédatives, si l'eau alcaline est tiédie.

Lotions. — Les lotions sont utiles dans les maladies des yeux, dans la blépharite glanduleuse et dans l'excoriation permanente des paupières ; elles calmeront les prurits produits par certaines irritations de la peau.

Il est facile, après avoir lu les différentes analyses des eaux d'Evian, de se rendre compte des indications auxquelles peuvent répondre ces sources. L'alcalinité de ces eaux, leur effet promptement diurétique, la sédation profonde qu'elles déterminent peu de temps après l'arrivée à Evian, les modifications de la défécation qui résultent de leur emploi, indiquent déjà les groupes d'affections dans lesquelles elles amènent soit la guérison, soit une amélioration très prompte et la plupart du temps durable.

Maladies du tube digestif. — Les eaux d'Evian conviennent dans les maladies du tube digestif ; elles calment les contractions spasmodiques de l'estomac et de l'intestin ; dans la dyspepsie, on aura un effet d'autant plus rapide que l'on associera plus vite à l'eau alcaline l'eau ferrugineuse de Petite-Rive ou d'Amphion ; car on ne doit pas perdre de vue cette observation si juste du Dr Durand-Fardel disant que « les dyspepsies guérissent bien plus vite à Vichy depuis la découverte de la source Lardy », qui, comme nous le savons tous, est ferrugineuse.

Dans la gastro-entéralgie, dans la gastro-entérite chronique, accompagnée de certains troubles fonctionnels, tels que vomissements, inappétence, éructation, régurgitation de gaz ou de liquides acides, nous avons vu cette eau réussir d'une façon prompte et décisive ainsi que dans certaines diarrhées séreuses rebelles, suites de fatigues, et dans les diarrhées qui persistent dans les convalescences de maladies longues et graves. Dans ces cas, on voit l'appétit se réveiller peu à peu, le pyrosis disparaître, le sommeil revenir, l'agitation se calmer ; puis les sécrétions se modifient, les garde-robes deviennent plus rares, moins aqueuses, l'entéralgie cède vers le quatrième ou le cinquième jour et avant qu'on ait atteint le milieu du traitement, les garde-robes redeviennent moulées et régulières et tout rentre dans l'ordre.

Dans les constipations rebelles qui sont produites, soit par un défaut de contractilité des fibres musculaires, soit par une altération ou une diminution des sécrétions muqueuses, l'eau alcaline, aidée par l'action des douches surtout ascendantes, fait disparaître promptement les accidents.

Dans tous les cas que nous venons de décrire, on doit donner la préférence à l'eau de Bonnevie en boisson et prescrire comme adjuvant du traitement les bains et les douches ; la quantité d'eau à boire sera moindre que dans certaines maladies, les affections calculeuses par exemple. J'ai des observations de malades qui n'ont pas eu besoin de boire plus de quatre verres par jour, pour voir les accidents gastro-intestinaux disparaître. Je n'ai jamais vu de diarrhée causée par l'eau d'Evian prise à l'intérieur, si ce n'est dans les cas où par imprudence inqualifiable on avait bu une énorme quantité d'eau. Certains malades se vantent d'aller jusqu'à 20 et 30 verres.

Dans les cas de constipations opiniâtres, si, au bout de trois ou quatre jours, les sécrétions ne sont pas devenues normales, il faut alors avoir recours à l'eau de la source Guillot qui contient une proportion un peu plus forte de bicarbonate de magnésie.

Si la constipation ne cède pas à l'emploi de la source Guillot et des douches ascendantes, on peut avoir recours soit à un verre d'eau purgative le matin, soit, ainsi que cela se pratique dans plusieurs stations de France et d'Allemagne, à la magnésie, ajoutée au premier verre d'eau minérale le matin, soit à des cachets de rhubarbe (surtout dans les dyspepsies).

Ces eaux employées en bains tièdes et en douches ascendantes calment promptement la tension et la douleur produites par les hémorrhoïdes internes et externes, elles ne tardent pas à se flétrir sans autre médication.

Atteint en 1872 d'accidents gastro-entériques, j'allai demander aux eaux d'Evian une guérison qui ne se fit pas attendre ; chaque année j'y suis retourné et ce sont les faits que j'ai vus que je rapporte ici.

Maladies du foie et de ses annexes. — Les engorgements du foie, de la rate, se fondent sous l'influence des eaux alcalines ; l'expulsion des calculs biliaires se fait avec une rapidité aussi grande que celle des calculs rénaux. L'eau de Bonnevie et l'eau de Cachat prises à l'intérieur amènent très rapidement la disparition des ictères et désagrégent les calculs biliaires.

Maladies de l'appareil génito-urinaire. — L'eau minérale d'Evian, source Cachat, agit dans la néphrite sans lésion organique, dans la néphrite calculeuse ou goutteuse, dans le catarrhe vésical, dans la cystite du col, dans la gravelle et dans les catarrhes de l'utérus et de l'urèthre, dans la névralgie de ces organes et dans la goutte.

Dans le cas où les malades atteints de ces affections présentent de l'éréthisme nerveux, elles amènent promptement une sédation et bientôt la disparition des douleurs.

L'action diurétique de ces eaux détermine très rapidement l'expulsion des calculs et il n'est pas rare de trouver à Evian des personnes se croyant bien portantes, accompagnant des malades, prendre les eaux par désœuvrement et rendre, à leur grand étonnement, de la gravelle, souvent en grande quantité. L'usage a montré qu'à la suite de la lithotritie ces eaux débarrassaient la vessie des fragments et des détritus qui pouvaient y être restés. Aussi y voit-on chaque année de nombreux malades envoyés par les praticiens les plus autorisés tant de France que de l'étranger après cette opération.

Nous citerons les noms du professeur Félix Guyon, des docteurs Civiale, Le Roy (d'Etiolles), Ségalas, Caudmont, Alfred Guillon (de Paris), de Ribera (de Turin), de Mayer, de Maunoir (de Genève), etc., etc.

M. Dupraz, dans son ouvrage déjà cité, essaye d'expliquer avec beaucoup de raison, il me semble, l'action de ces eaux dans les cas dont nous venons de nous occuper :

« Une eau légèrement alcaline, que l'estomac peut supporter à haute dose et sans fatigue, a le double avantage, d'abord en excitant la diurèse, de rendre les urines plus abondantes et moins concentrées, de délayer le mucus, de favoriser l'expulsion des sables ou autres, de s'opposer à la formation de nouvelles concrétions par le dépôt des sels ; en second lieu, de présenter à l'économie un médicament extrèmement divisé dont l'absorption facile et prolongée, en changeant la crase du sang, combat la diathèse calculeuse et apporte ainsi de nombreuses modifications dans les sécrétions des reins. C'est là tout le secret, je crois, de l'efficacité de certaines eaux minérales alcalines, et particulièrement de celles d'Evian qui son à base de chaux, de soude et de magnésie, et qui ont encore la propriété d'exciter l'estomac par l'acide carbonique qu'elles dégagent lui permettant ainsi de digérer chaque jour impunément et sans fatigue de grandes quantités d'eau. » (Dupraz, loc. cit.)

Cette citation prouve que le Dr Dupraz avait fait une étude sérieuse et approfondie de ces eaux et de leur action. Nous avons pu, nous-même, constater nombre de fois la propriété délayante de l'eau d'Evian sur le mucus des voies génito-urinaires. Effectivement les malades atteints de gravelle ou de calculs voient, dès le troisième ou le quatrième jour du traitement, leur urine devenir de plus en plus abondante, de plus en plus claire de rouge foncé qu'elle était, et les graviers qui sont rendus sont moins gros, plus friables que ceux que l'on trouvait dans les urines avant la cure.

Quand le catarrhe vésical est au début, qu'il est idiopathique, que la sécrétion n'est encore que muqueuse, on aura une guérison radicale ; mais quand le catarrhe vésical est vieux, qu'il a été exaspéré par des médications imprudentes, qu'à la sécrétion muqueuse se mêle une sécrétion purulente, que ces sécrétions sont précédées ou accompagnées d'un peu de sang, on pourra améliorer le catarrhe, diminuer les souffrances, mais il y aura récidive.

Nous ne devons pas oublier que la tuméfaction et l'hypertrophie de la prostate sont des causes fréquentes de catarrhe vésical; il faut alors la plus grande prudence dans la direction du traitement, car le catarrhe vésical, qui n'est, dans ce cas-là, qu'un symptôme de la prostatite, peut quelquefois disparaître assez promptement, mais il ne tarde pas à se montrer à nouveau, la cause persistant.

Dans d'autres cas, il est absolument rebelle et l'on doit cesser de suite l'emploi des eaux, car la maladie s'exaspérerait.

Chez certains vieillards, on trouve la prostate tuméfiée mais indolente; cette tuméfaction, ou mieux cette hypertrophie est due à l'âge et n'est pas le résultat d'un état morbide : on doit, dans ce cas, s'abstenir absolument de l'emploi des eaux.

Dans la cystite du col, le soulagement est prompt et durable si la cystite est récente et non compliquée de prostatite.

Certains malades ont vu disparaître après une saison à Evian l'albumine que leurs urines contenaient passagèrement.

Je pourrais citer l'observation d'un étudiant en médecine, notre confrère aujourd'hui, envoyé à Evian par le professeur Lassègue pour albuminurie. Après la saison, les urines ne contenaient plus d'albumine. Un an s'est écoulé et la guérison s'est maintenue.

Dans le diabète, j'ai ordonné ces eaux à deux malades atteints de cette affection. Mais le premier, sans consulter personne, s'est mis à boire d'une façon excessive (de 18 à 20 verres par jour). Il a payé son imprudence d'une gastro-entérite qui l'a forcé de revenir à Paris.

Le second, après une amélioration très sensible (l'urine qui contenait avant la cure 35 et 40 grammes de sucre par litre, n'en contenait plus que 5 grammes à la fin) est retourné en Espagne où il habitait, et je n'en ai plus eu de nouvelles.

L'action des eaux d'Evian demande à être étudiée dans ces deux maladies où elle pourrait réussir, je pense, surtout s'il n'existe pas de prostration chez les malades.

Chez la femme, la métrite chronique, l'engorgement de l'utérus que l'on remarque à l'époque de la ménopause, seront certainement améliorés et souvent guéris par l'usage intus et extra des eaux. De même l'amélioration sera rapide chez les femmes atteintes d'engorgement lymphatique des ganglions du bas-ventre, chez celles qui auront eu des couches longues et laborieuses; les phénomènes nerveux qui se montrent si souvent dans les affections même légères de ces organes, chez la femme, disparaîtront rapidement à Evian.

Sont encore tributaires des eaux d'Evian, les coliques utérines qui accompagnent les règles, les leucorrhées, les anciens catarrhes utérins provenant de submétrites, etc., etc.

De plus, la goutte militaire, le suintement habituel de l'urèthre, l'incontinence d'urine avec irritabilité générale, disparaissent facilement par une saison passée à cette station.

Goutte. — Il revient à Evian, chaque année, de nombreux goutteux qui se louent beaucoup de leur cure précédente ; d'autres viennent pour la première fois y chercher un soulagement à leurs souffrances : la goutte articulaire se trouve non seulement modifiée par cette cure, mais dans certains cas les concrétions tophacées, peu prononcées, disparaissent complètement.

Quelques goutteux, après une cure à Evian, ont passé leur hiver sans accès : ils reviennent, sur le conseil de leur médecin, faire une nouvelle cure, mais, persuadés qu'ils sont guéris, ils font le traitement avec négligence et souvent des écarts de régime déterminent de nouvelles crises.

L'amélioration se montre aussi rapidement dans la goutte à forme musculaire et tendineuse, mais dans ces deux formes on doit être très prudent dans l'administration des bains et des douches, car tout le monde sait que certains goutteux ne peuvent prendre un bain sans provoquer un accès. Or, j'ai remarqué que c'était surtout dans ces deux formes de goutte que les malades présentaient cette susceptibilité.

Lorsque la goutte, avec ou sans gravelle, est déjà ancienne, les concrétions nombreuses, les accès fréquents et très douloureux, l'action des eaux qui nous occupent se manifeste, en éloignant les accès, en les rendant moins douloureux et moins longs et en dissolvant une partie des concrétions. Trois grandes fonctions présentent toujours des altérations chez les goutteux; les fonctions digestives, les fonctions de la peau et les fonctions des reins sont souvent profondément modifiées; c'est à rétablir l'exercice régulier de ces trois fonctions que l'on doit s'étudier avant tout : l'eau, en boisson, en rétablissant la digestion et la sécrétion urinaire dans leur état normal amènera une amélioration qui sera complète par l'action des bains et des douches, qui, en excitant la peau, rappelleront sa transpiration cutanée.

Quelques goutteux n'hésitent pas, malgré l'imminence d'une crise, à continuer leur traitement : nous croyons, au contraire, qu'il est plus sage et plus prudent de le cesser pour ne le reprendre qu'après la disparition complète des accidents.

Il est une catégorie de goutteux que nous appellerons gras, à peau blanche, à fibres musculaires molles, à système pileux peu développé sur le corps, à muqueuses pâles (sauf la muqueuse palpébrale), qui sont dans un état presque constant de dépression et dont l'urine contient souvent des leucocytes ; à ces malades, on devra bien se garder de conseiller Evian, pas plus du reste que toute autre ville située aux bords d'un fleuve ou d'un lac. Ils se trouveront très bien au contraire d'un climat chaud et sec.

M. le Dr Andrier, ancien inspecteur des eaux d'Evian, prétend avoir retiré de bons effets de leur emploi dans les cas d'hypochondrie.

Chlorose. — Une affection très commune et sur laquelle cette eau minérale a une action profonde et certaine, c'est la chlorose avec prédominance des phénomènes nerveux. Nous avons vu des femmes et des jeunes filles chlorotiques dans cette période d'éréthisme nerveux où le sommeil est nul ou à peu près, l'agitation constante, les pensées tristes et sombres, les digestions difficiles et pénibles, où les préparations de fer soluble ou insoluble n'agissent plus ; nous avons vu, dis-je, ces malades guéries rapidement sous la double inflence du climat et de l'eau. Au début de la cure, par l'eau alcaline, les digestions deviennent plus faciles, la surexcitation se calme, le sommeil se rétablit, l'appétit revient ; c'est à ce moment que l'eau des sources de Petite-Rive ou d'Amphion, associée au traitement alcalin finit toujours par dissiper les symptômes de la chloro-anémie. En guérissant la dyspepsie, et chez la femme les engorgements utérins, l'eau alcaline fait disparaître la migraine liée à l'un de ces deux états.

Les mêmes résultats favorables seront obtenus dans la chlorose enfantine. Nous avons pu constater nous-même que des enfants, conduits par leurs parents en hiver dans le Midi, et, au début de l'été, sur les bords de l'Océan ne faisaient qu'y végéter et qu'y pâlir. Amenés à Evian, en désespoir de cause, ces enfants retrouvent vite les couleurs et la gaité de leur âge et la guérison s'obtient en peu de temps.

Soins et précautions. — La cure, ainsi que nous l'avons dit, se fait du 15 mai à la fin de septembre qui y est souvent très beau ; mais les goutteux feront bien d'aller à Evian en juin, juillet et août. En septembre, la température commence à s'abaisser, les matinées et les soirées deviennent fraîches, circonstance peu favorable aux goutteux et aux rhumatisants. Les dyspeptiques, les graveleux, les chlorotiques pourront, au contraire, passer ce mois avec profit dans cette station.

Les malades, même en été, devront avoir des vêtements chauds pour le soir et pour les jours pluvieux. L'exercice doit être recommandé : les environs offrant des promenades nombreuses et charmantes, les malades n'auront que l'embarras du choix.

Transport des eaux. — L'eau des sources Cachat et Bonnevie se transporte en très grandes quantités. Nous avons pu faire disparaître rapidement des ictères, calmer des entéralgies, et guérir des diarrhées rebelles en les prescrivant à Paris (1).

Contre-indications. — Les eaux d'Evian sont contre-indiquées dans le cancer de l'estomac, de l'intestin, du foie, de la rate et des organes génito-urinaires. On doit s'abstenir absolument de leur emploi lorsqu'il y a une pierre dans la vessie ; la prostatite des vieillards est exaspérée par leur usage ; certaines formes de la goutte, décrites plus haut, n'y trouveront pas de soulagement. Dans les rhumatismes articulaires chroniques avec modification des tissus articulaires, qu'il y ait complication ou non du côté du cœur, elles sont inutiles et peuvent être dangereuses. Elles sont contre-indiquées dans toutes les maladies aiguës.

Conclusions. — Les eaux d'Evian sont, ainsi que me le disait le Dr Humbert, ancien inspecteur, éminemment équilibrantes et ramènent rapidement l'organisme à son état normal ; leur action sédative, leur faible alcalinité, et dans certaines maladies la quantité que l'on en boit, les rendent souvent précieuses et utiles toujours dans :

Les maladies du tube digestif, du foie et de ses annexes, de la rate, des organes génito-urinaires que nous avons décrites plus haut,

---

(1) Imitant ce qui se fait à Forges, j'ai donné à Paris à des ictériques de l'eau d'Evian que j'avais fait charger d'acide carbonique et j'en ai obtenu de très bons et très prompts effets. Rien ne serait plus facile au moment de l'embouteillage à Evian que de charger les eaux d'acide carbonique et de les rendre ainsi plus digestives et plus agréables.

la gravelle, la goutte articulaire, le rhumatisme à forme musculaire ou tendineuse, la chlorose, la migraine.

Elles sont indiquées chaque fois qu'une de ces maladies aura été exaspérée par l'emploi d'eaux alcalines trop fortement minéralisées, Dans toutes ces affections, leur effet sera d autant plus prompt et plus sûr que l'éréthisme nerveux sera plus prononcé.

BIBLIOGRAPHIE.

Andrier. Eaux minérales alcalines d'Evian. Genève, 1848.

Davet de Beaurepaire. Histoire et description des sources minérales du royaume de Sardaigne. Paris, 1852.

Ricux (J.). Notice sur les Eaux minérales et alcalines d'Evian, et sur les Eaux ferrugineuses d'Amphion ; 2e édit. Genève, 1854.

Dupraz (A.). Essai sur les sources alcalines d'Evian et les sources ferrugineuses d'Amphion. Evian, 1854.

Mauget. Promenade médicale aux Eaux d'Evian. Paris, 1862.

Morin (Pyrame). Analyse de la source Guillot. Neufchâtel, 1865.

Taberlet (F.). Eaux minérales alcalines d'Evian, et Eaux minérales ferrugineuses acidules d'Amphion (Thèses de Paris, 1864, n° 148).

Dessaix. La Savoie historique. Chambéry, 1866.

Alriq (A.). Notice sur les Eaux alcalines et ferrugineuses d'Amphion-les-Bains, près d'Evian. Thonon, 1869.

Verjon (E.). Evian. Nouveau dictionnaire de Médecine et de Chirurgie pratiques, t. XIV, p. 308. Paris, 1871.

Barbier. La Savoie thermale et minérale. Chambéry, 1878.

Blanchet (Gaëtan). Eaux alcalines d'Evian-les-Bains. Thonon, 1879.

Dr *Constantin James.* Guide pratique des Eaux minérales, 8e édition, article *Evian,* p. 176.

A. Joanne et Le Pileur. Les Bains d'Europe, art. *Evian,* p. 403.

Durand-Fardel et Lebret. Dictionnaire des Eaux minérales, t. I, p. 153.

Durand-Fardel. Traité thérapeutique des Eaux minérales, art. *Evian,* p. 191.

Paris. — Typ, A. PARENT, rue Monsieur-le-Prince, 31.